El gusto de las cosas

Allan Fowler

Fotografías proporcionadas por Fotos VALAN
Versión en español de: Aída E. Marcuse

Asesores:
Dr. Robert L. Hillerich, Universidad
Estatal de Bowling Green, Ohio

Mary Nalbandian, Directora de Ciencias de las
Escuelas Públicas de Chicago, Illinois

Fay Robinson, Especialista en Desarrollo Infantil

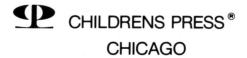

CHILDRENS PRESS®
CHICAGO

Diseño de tapa y diagramación de los libros de esta serie:
Sara Shelton

Catalogado en la Biblioteca del Congreso bajo

Fowler, Allan.
    El gusto de las cosas/Allan Fowler.
       p. cm.—(Mis primeros libros de ciencia)
    Resumen: Una sencilla introducción al sentido del gusto.
    ISBN 0-516-34911-2
    1. Gusto-Literatura juvenil. [1. Gusto. 2. Sentidos y
sensaciones.] I. Título. II. Series.
    QP456.F69 1991   90-21647
    612.8'7—dc20   CIP
                                              AC

¡Alguien hornea galletitas!

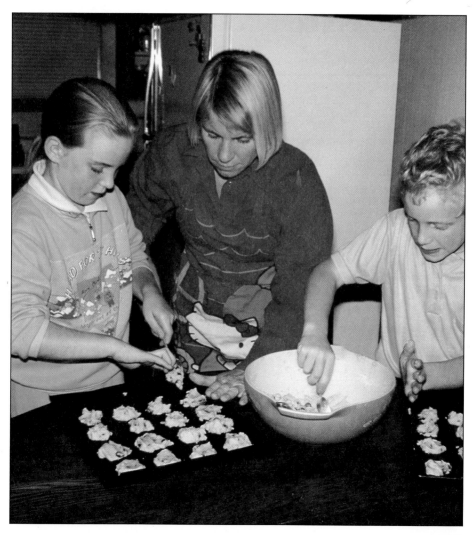

Te lo dice el olor delicioso. Y las galletitas lucen tan buenas como su olor. Entonces oyes decir: "Ya están listas para comer". Te sirves una, aún está tibia y se deshace en la boca.

Acabas de usar cuatro de tus sentidos a la vez: el olfato, la vista, el oído y el tacto.

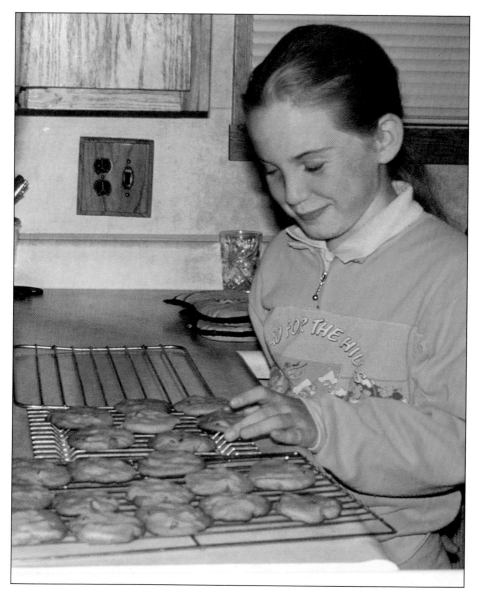

5

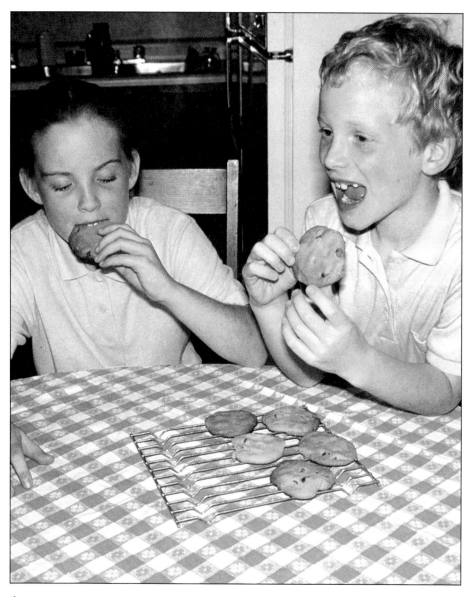

Ahora llegó el momento de llevarte la galletita a la boca y saborearla gracias al quinto sentido: el sentido del gusto.

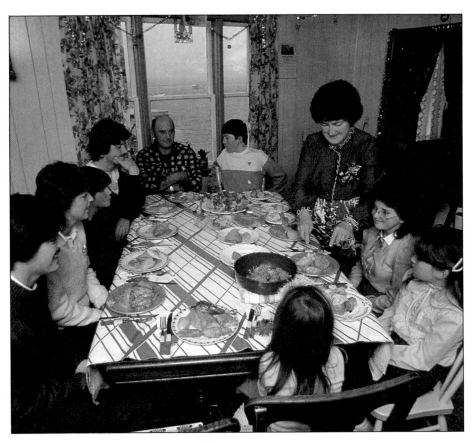

Comer es divertido. ¡Las comidas tienen tantos gustos distintos!

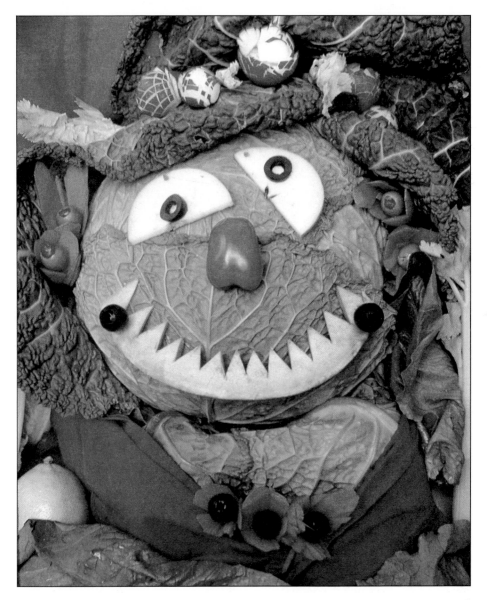

Cada plato tiene su propio sabor.

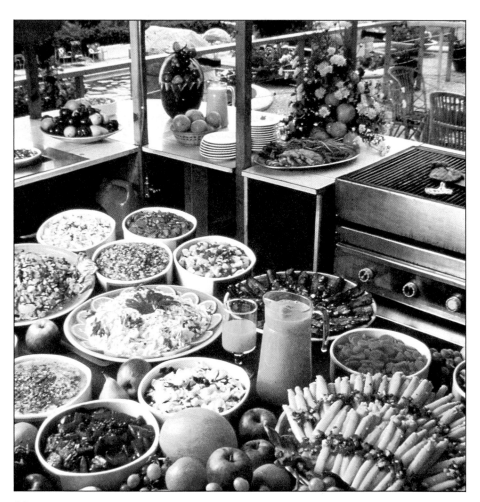

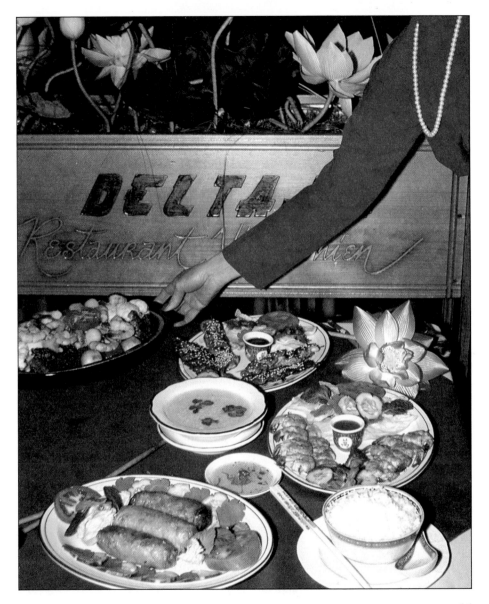

¿Qué gusto tiene éste? Es

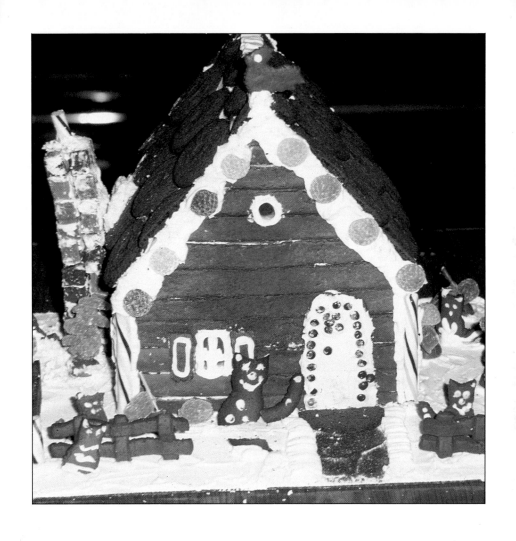

dulce,

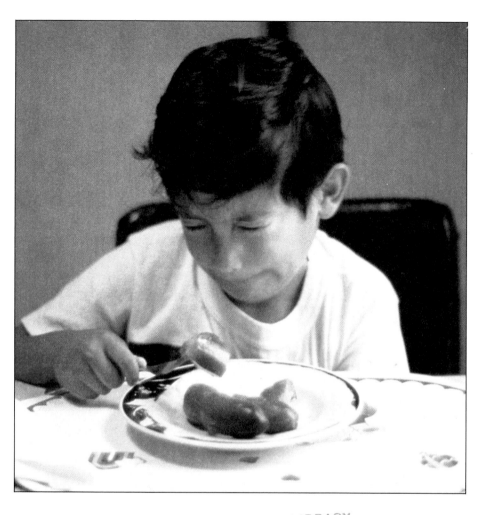

amargo,

14

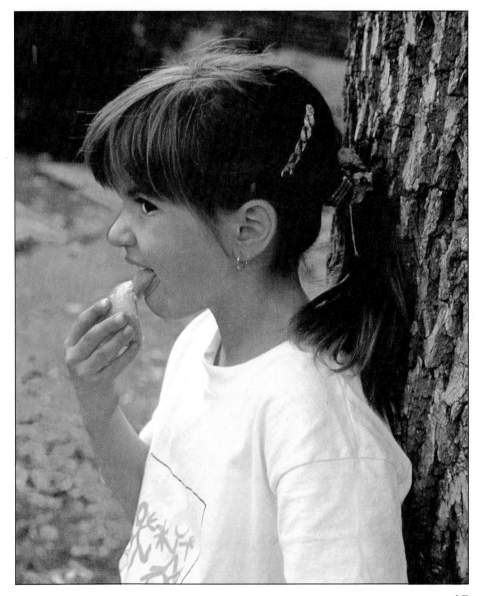

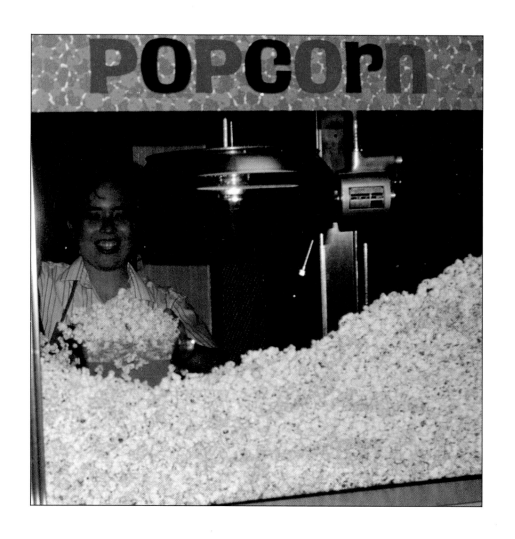

salado,

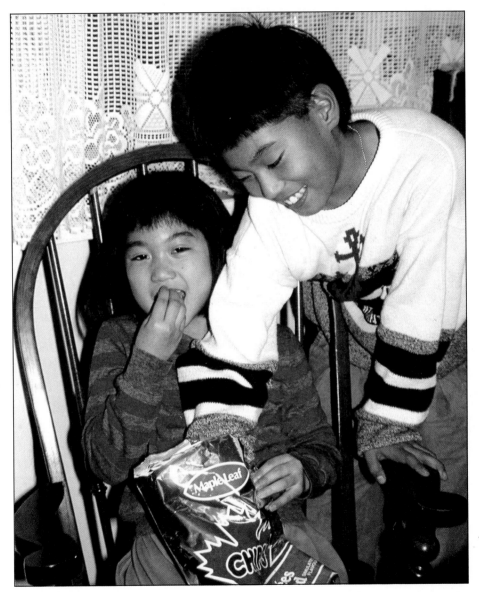

o tiene varios gustos a la vez?

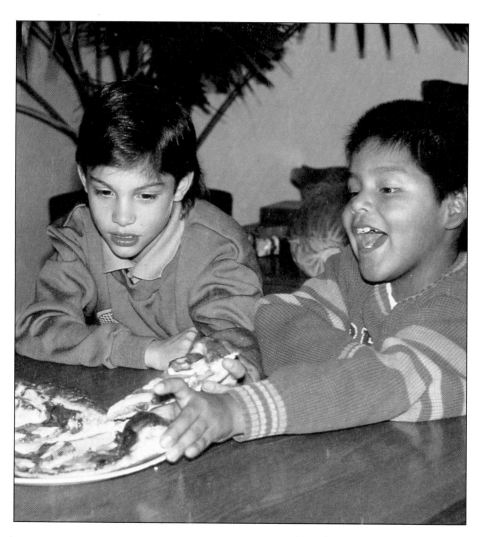

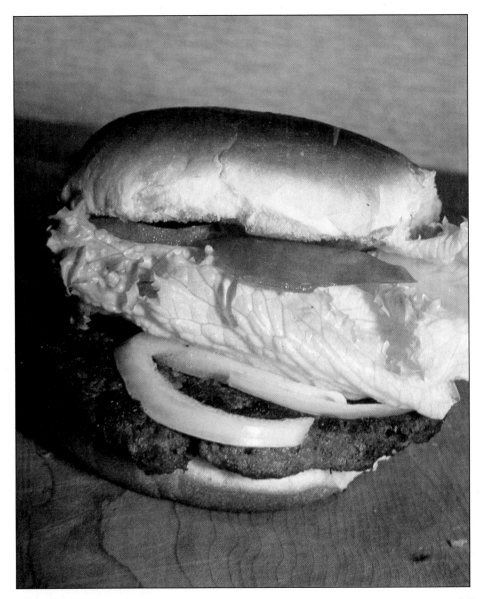

19

¿Cómo percibes todos esos sabores?

Haz esta prueba.

Mírate al espejo y saca la lengua. ¡Vamos, házlo! A la persona en el espejo no le molesta que lo hagas.

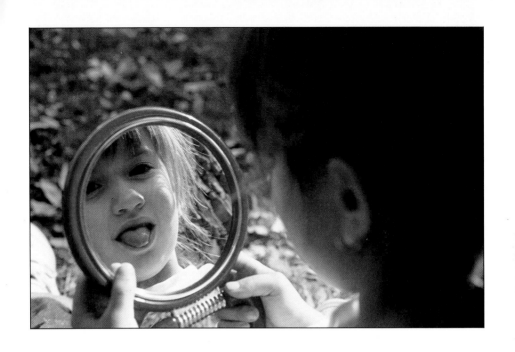

¿Ves todos esos bultitos que tienes en la lengua? Se llaman papilas gustativas. Gracias a ellas le sientes el gusto a las cosas.

El olor de una comida también
es parte de su sabor. Cuando
tienes la nariz tapada, no puedes
oler lo que comes.

Haz esta prueba:

Tápate la nariz con dos dedos. Dale un mordisco a la manzana. Suéltate la nariz y dale otro mordisco. ¿Notas la diferencia?

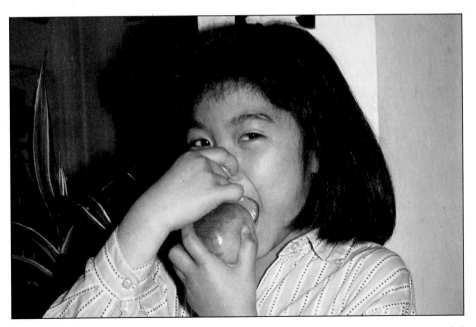

El sentido del gusto es muy curioso. A ti puede parecerte que un alimento tiene buen sabor,

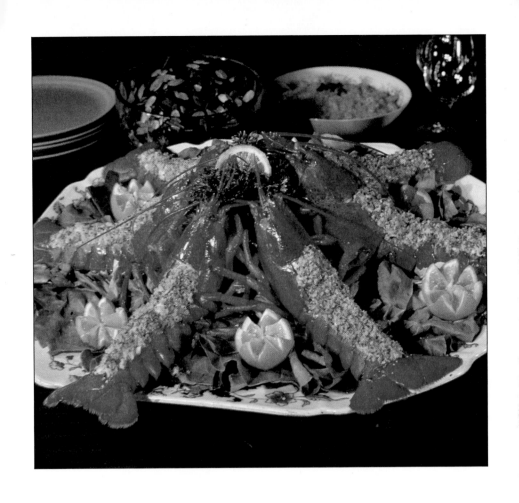

pero a tu amigo puede no
gustarle para nada.

Quizá, alguna vez, alguien te ofrezca un plato que nunca comiste.

¿Te gustará o no?

No puedes saberlo con sólo mirarlo.

¡Por lo tanto, pruébalo!

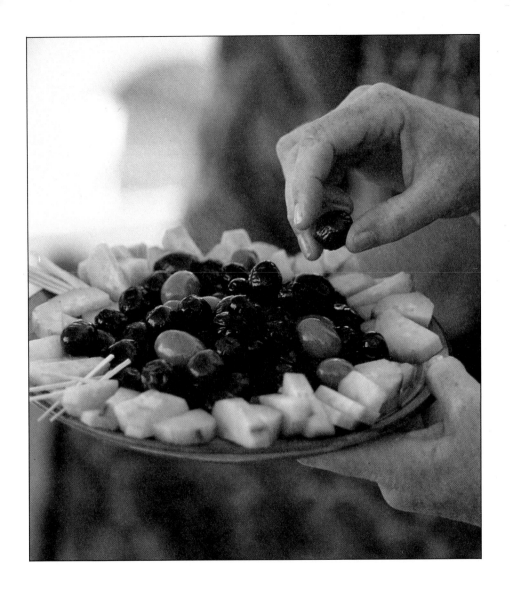

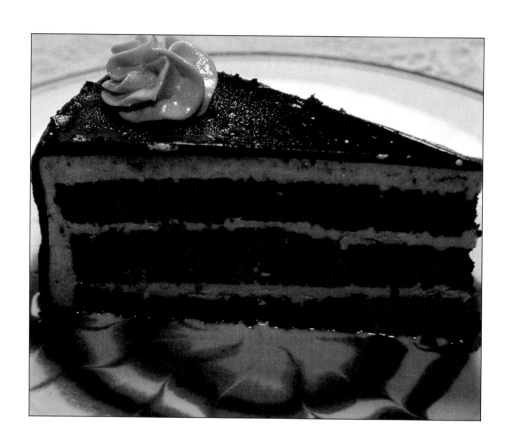

¿Cuál es tu comida favorita?

¿Qué gusto tiene?

Palabras que conoces

sentido del gusto

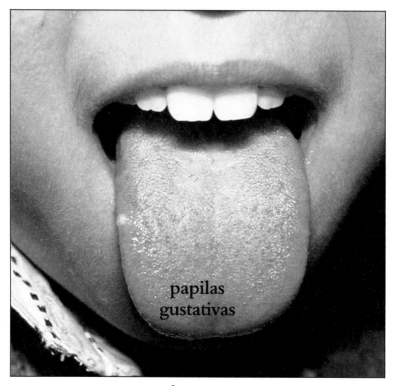

papilas
gustativas

lengua

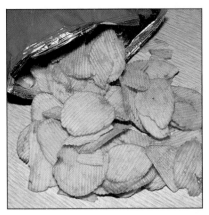
alimento salado

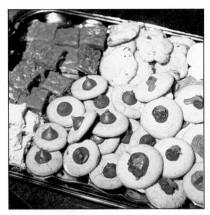
alimento dulce

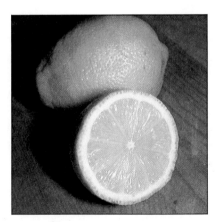
alimento amargo

Índice alfabético

Acerca del autor:

Allan Fowler es un escritor independiente, graduado en publicidad. Nació en New York, vive en Chicago y le encanta viajar.

Fotografías

Valan—©Wouterloot—Gregoire, Tapa, 9, 14; ©V. Wilkinson, 3, 5, 6, 15, 16, 17, 18, 19, 21, 23, 30, 31 (arriba a la izquierda y abajo); ©V. Momatiuk/ J. Eastcott, 8; ©Richard Nowit, 10; ©Kennon Cooke, 11, 25, 27, 28; ©Prof. R.C. Simpson, 13; ©Phil Norton, 31 (arriba a la derecha).

TAPA: Ensalada Cara de Payaso